CONTRIBUTION A L'ÉTUDE

DE

# L'UROLOGIE CLINIQUE DES CATARACTES

# CONTRIBUTION A L'ÉTUDE

DE

# L'UROLOGIE CLINIQUE DES CATARACTES



PAR

LE Dr A. ROUX

LYON

A. REY IMPRIMEUR DE LA FACULTÉ DE MÉDECINE

4, RUE GENTIL, 4

1896

# AVANT-PROPOS

L'urologie des cataractes est relativement peu étudiée. Dans l'ouvrage classique de Neübauer et Vogel dont la dernière édition est de 1890, on ne trouve citées que les recherches de M. J. Teissier sur la phosphaturie dans certaines cataractes, recherches confirmées par celles de M. H. Dor. Aussi avons-nous pensé qu'il serait intéressant de recueillir des observations urologiques portant sur un grand nombre de personnes atteintes de cataracte, pour essayer d'en dégager quelques données générales. Depuis quelques années, M. le professeur Gayet fait poursuivre systématiquement des recherches par son chef des travaux, M. le Dr H. Frenkel, qui a pu réunir ainsi un grand nombre d'observations. Les résultats les plus intéressants obtenus dans cette voie concernent la toxicité urinaire et ont été exposés dans la thèse de

M. Boucarut : *Contribution à l'étude de l'étiologie de la cataracte. Cataractes par auto-intoxication*, Lyon, novembre 1894. En poursuivant cette étude, nous nous sommes attaché à réunir les observations faites sur la sécrétion urinaire au point de vue purement chimique.

Nous disposons aujourd'hui de 335 analyses d'urines concernant 259 personnes atteintes de cataractes de toutes les variétés, dont 128 hommes et 131 femmes. Nous en avons dégagé les notions ayant trait à la quantité, la densité des urines, l'urée, les chlorures et les phosphates, ainsi que celles ayant rapport à l'albuminurie et la glycosurie. Nous avons laissé de côté les examens des dépôts urinaires, des matières colorantes et de la glycosurie alimentaire qui seront l'objet d'un travail d'un de nos collègues.

Arrivé au terme de nos études, nous nous faisons un agréable devoir d'exprimer ici toute notre profonde reconnaissance à nos maîtres de la Faculté de Lyon, dont l'enseignement lumineux nous guidera toujours dans l'exercice de notre profession. Nous prions tout particulièrement notre éminent maître, M. le professeur Gayet, de vouloir bien agréer l'hommage de notre gratitude pour les matériaux cliniques qu'il a si généreusement mis à notre disposition, ainsi que pour la bienveillance avec laquelle il a consenti à présider notre thèse. M. le Dr Frenkel, chef des travaux de clinique ophtalmologique, qui a bien voulu nous diriger dans notre travail, a droit à toute notre reconnaissance. C'est à son initiative que nous devons le choix de notre sujet de thèse, comme c'est à sa persévérance que nous devons l'abondante moisson des matériaux.

# CONTRIBUTION A L'ÉTUDE

DE

# L'UROLOGIE CLINIQUE DES CATARACTES

---

## CHAPITRE PREMIER

### TECHNIQUE DES ANALYSES. — CONDITIONS D'OBSERVATION

Avant d'exposer les résultats de nos recherches, nous croyons devoir indiquer en quelques mots les procédés techniques auxquels nous nous sommes adressé, ainsi que les conditions dans lesquelles se trouvaient les malades soumis à l'observation.

A. **Technique des analyses.** — Les analyses chimiques des urines pour les besoins de clinique sont entrées depuis longtemps dans le domaine commun ; il nous suffira donc de spécifier le procédé par le nom de son auteur, pour être compris par tout le monde. Ainsi que nous l'avons dit dans notre avant-propos, nos observations ont trait à la quantité des urines émises en vingt-quatre heures, à sa densité, à sa teneur en urée, en chlorures, en phosphates, en albumine et en sucre; chemin faisant nous avons recherché la présence des peptones.

1° *Quantité des urines.* — On peut déterminer la quantité des urines par la pesée ou en volume ; c'est au dernier mode de détermination que nous nous sommes adressés. Un contrôle spécial est organisé dans la clinique de M. le professeur Gayet, pour que les urines des malades soumis à l'observation soient recueillies en totalité et par intervalles de vingt-quatre heures. Rien ne doit être perdu pendant la défécation, et en cas de perte, on est averti de l'importance de la perte ; d'autre part, on s'assure que les malades n'ont pas ajouté de l'eau à leurs urines pour cacher une perte accidentelle, tant par une surveillance directe que par une vérification journalière avec le densimètre.

2° *Densité.* — Celle-ci est déterminée à l'aide d'un densimètre vérifié à la température de 15 à 17 degrés centigrades.

3° *Urée.* — Le dosage d'urée a été fait par le procédé d'hypobromite de soude, à l'aide de l'uréomètre d'Ivon ou de celui de Southal. Nous reconnaissons que l'appareil de Southal n'est pas absolument exact, aussi avons-nous été obligé de négliger les divisions d'un gramme dans l'appréciation de la quantité de l'urée. Mais comme nous nous sommes toujours servi du même instrument, nos erreurs sont comparables et peuvent être évaluées à 1 gramme par litre, soit de 1 gramme à 1 gr. 50 pour les urines de vingt-quatre heures.

4° *Chlorures.* — Le plus souvent nous avons dosé les chlorures par le procédé de Mohr[1], mais comme la

[1] Mohr. *Lehrbuch der Titrirmethode*, t. II, p. 13, 1856.

présence des substances organiques pouvait être une cause d'erreur allant jusqu'à 0,50 centigrammes, nous avons souvent contrôlé celui-ci par le procédé de Volhard [1] et Falck [2]. Nous croyons donc nos dosages de chlorures très exacts, d'autant plus que la réaction finale a toujours été vérifiée par le même observateur (le chef des travaux de la clinique).

5° *Phosphates.*— Les phosphates ont été dosés par titration, à l'aide d'une solution titrée d'acétate d'urane, avec ferrocyanure de potassium comme indicateur. Après avoir brassé toute la masse d'urines de 24 heures, on prélevait 25 centimètres cubes d'urines auxquels on ajoutait 5 centimètres cubes d'acétate acide de soude ; puis, sur un bec Bunsen, on ajoutait à chaud, en agitant bien le mélange, de l'acétate d'urane tombant d'une burette graduée jusqu'à ce qu'une goutte du mélange donnât avec l'indicateur (ferrocyanure de potassium) la coloration jaune café au lait allant au rouge brique, lorsque les deux gouttes venaient se confondre sur une soucoupe de porcelaine. On s'arrêtait dès que les deux gouttes cessaient d'être incolores, *après refroidissement*. C'est, en somme, le procédé classique. On s'est attaché à reconnaître la réaction finale dès le moindre changement de couleur.

6° *Albumine.* — Les procédés de Heller-Gubler et la chaleur après acidification avec de l'acide acétique, ont été appliqués à toutes les analyses. Souvent on a encore employé le réactif de Tanret, l'acide trichloracétique et beaucoup d'autres méthodes très sensibles. Malgré cela,

[1] *Journ. für prakt. Chemie*, t. IX, p. 217.
*Berichte der chem. Gesellsch.*, t, VIII, p. 12.

le nombre des cas d'albuminurie est resté restreint. Pour doser l'albumine, on employait quelquefois la pesée, d'autres fois le tube d'Esbach bien moins exact.

7° *Peptones.* — La réaction de Biuret nous a permis, par un petit tour de main, d'être mis sur la voie de la peptonurie, au moment où nous cherchions le sucre avec le réactif de Fehling. On ajoute à de l'urine chauffée une goutte de liquide cupo-potassique et s'il n'y a ni coloration bleue (albumine), ni rose (peptone), on continue la recherche de sucre.

8° *Sucre.* — L'examen qualitatif et le dosage avec la liqueur de Fehling nous ont paru suffisants, d'autant plus qu'il nous a été facile de soupçonner d'avance les cas avec glycosurie par la constatation de la quantité des urines conjointement avec sa densité.

Toutes les solutions titrées dont nous nous sommes servi pour nos analyses, ont été gracieusement préparées pour nous par M. Porteret, pharmacien en chef de l'Hôtel-Dieu. C'est dire que sous ce rapport, au moins, nos analyses sont inattaquables. Nous profitons de cette occasion pour exprimer à M. Porteret toute notre reconnaissance.

B. **Conditions d'observation.** — Les malades, dont nous avons examiné les urines, étaient tous hospitalisés dans la clinique de M. Gayet depuis plusieurs jours, lorsque nous avons fait recueillir leurs urines. De ce fait, ils se trouvaient soustraits aux variations de régime liées avec la vie au dehors et soumis, au contraire, tous au même régime alimentaire tel qu'il est adopté à l'Hôtel-Dieu de Lyon pour les malades et dit « régime commun »,

En outre, tous les malades observés se trouvaient, depuis quelques jours, en état d'inactivité complète, ce qui a eu pour conséquence un abaissement de tous les principes urinaires. En effet, sur 314 analyses, 216 concernent des malades alités depuis cinq à huit jours, par suite de l'extraction du cristallin qu'ils venaient de subir. Le but de ce choix du moment d'examen a été double : d'abord, nous voulions nous mettre dans des conditions bien déterminées et égales pour tous les malades, — c'est la condition du repos ; en outre, on pouvait facilement, de cette façon, recueillir la totalité des urines. Seules, 98 analyses portant sur 43 personnes ont été faites au moment où les opérés, déjà ambulants, restaient encore sous bandeau et présentaient les conditions du repos relatif, sans la condition de la position couchée.

Nous avons fait entrer dans nos recherches tous les malades indistinctement, quelle qu'en soit la variété de la cataracte, et nous n'avons eu pour limite dans le nombre des malades que le temps nécessaire pour analyser leurs urines. Si nous ne disposons que des 314 analyses, cela tient à ce que nous n'avons pas pu en faire davantage dans la période de deux années, malgré le concours aussi dévoué qu'intelligent de nos amis M. Thévenot, alors stagiaire à la clinique de M. Gayet, aujourd'hui interne des Hôpitaux et prosecteur à la Faculté ; M. Riffault, externe des Hôpitaux, M. Verrière, externe des Hôpitaux, M. Cohadon, stagiaire de la clinique. Nous tenons à remercier chaleureusement nos amis et confrères de leur obligeant concours.

## CHAPITRE II

### EXPOSÉ DES FAITS

Nous donnons ci-après l'exposé des faits tels que nous les avons recueillis en suivant d'abord ce double groupement : le groupement par sexe et le groupement par conditions d'observation ; repos relatif (malades ambulants) ou absolu (malades alités). Nous présentons donc d'abord les quatre tableaux suivants :

TABLEAU I. — *Hommes ambulants (repos relatif).*

TABLEAU II. — *Femmes ambulantes (repos relatif).*

TABLEAU III. — *Hommes alités (repos absolu).*

TABLEAU IV. — *Femmes alitées (repos absolu).*

**TABLEAU I. — Cataractes. Hommes ambulants. Repos relatif.**

| Numéro d'ordre | Age | Quantité par 24 h. en c. c. | Couleur (³) | Densité | Urée par litre | Urée par 24 h. | Chlorures par litre | Chlorures par 24 h. | Phosphates par litre | Phosphates par 24 h. |
|---|---|---|---|---|---|---|---|---|---|---|
| | années | | | | gr. | gr | gr. | gr | gr | gr |
| 1 | 68 (¹) | 1250 | V. 4 | 1018 | 18 » | 22,50 | 15,66 | 19,58 | 1,334 | 1,667 |
| 2 | | 1450 | V. 3 | 1021 | 20,50 | 29,72 | 12,52 | 18,17 | 1,566 | 2,280 |
| 3 | | 1750 | V. 3 | 1017 | 18 » | 31,50 | 13,05 | 22,83 | 1,218 | 2,130 |
| 4 | 49 | 1400 | V. 2 | 1017 | 16 » | 22,40 | 11,60 | 16,24 | 1,392 | 1,948 |
| 5 | | 1475 | V. 2 | 1017 | 17 » | 29,08 | 16,24 | 23,92 | 1,392 | 2,065 |
| 6 | | 1425 | V. 2 | 1016 | 16 » | 22,80 | 9,24 | 13,16 | 1,392 | 1,995 |
| 7 | 62 | 1150 | V. 3 | 1021 | 22 » | 25,30 | 15,53 | 17,86 | 1,450 | 1,667 |
| 8 | | 1350 | V. 2 | 1021 | 21 » | 28,35 | 12,76 | 17,23 | 1,566 | 2,134 |
| 9 | | 1200 | V. 3 | 1021 | 21,50 | 25,80 | 17,40 | 20,88 | 1,450 | 1,740 |
| 10 | 48 | 1800 | V. 2 | 1017 | 16,50 | 29.70 | 10,15 | 18,27 | 1,740 | 3,132 |
| 11 | | 1450 | V. 2 | 1018 | 18 » | 26,10 | 11,86 | 17,20 | 1,682 | 2,436 |
| 12 | | 1550 | V. 2 | 1016 | 16 » | 24,80 | 11,60 | 17,98 | 1,798 | 2,790 |
| 13 | 62 | 1000 | V. 4 | 1017 | 17,50 | 17,50 | 13,92 | 13,92 | 1,730 | 1,730 |
| 14 | | 2600 | V. 3 | 1014 | 13 » | 33,80 | 11,02 | 28,65 | 1,624 | 4,160 |
| 15 | | 1300 | V. 3 | 1016 | 16,50 | 21,95 | 13,34 | 17,34 | 1,740 | 3,262 |
| 16 | 75 | 1000 | V. 3 | 1017 | 16 » | 16,00 | 9,24 | 9,24 | 1,102 | 1,102 |
| 17 | | 1000 | V. 3 | 1017 | 17 » | 17,00 | 15,08 | 15,08 | 1,624 | 1,624 |
| 18 | | 950 | V. 4 | 1017 | 12 » | 11,40 | 14,50 | 13,77 | 1,276 | 1,212 |
| 19 | 68 | 850 | V. 3 | 1022 | 26 » | 22,10 | 13,05 | 11,05 | 1,953 | 1,658 |
| 20 | | 1000 | V. 3 | 1023 | 23 » | 23,00 | 12,76 | 12,76 | 1,624 | 1,624 |
| 21 | | 1400 | V. 2 | 1019 | 26 » | 36,40 | 11,02 | 15,42 | 1,395 | 1,915 |
| 22 | 52 | 600 | V. 4 | 1023 | 24 » | 14,40 | 15,66 | 9,39 | 1,860 | 1,116 |
| 23 | | 1100 | V. 2 | 1012 | 17 » | 18,70 | 11,02 | 12,12 | 2,100 | 2,310 |
| 24 | » (²) | 750 | V. 3 | 1023 | 22 » | 16,50 | 14,50 | 10,87 | 0,465 | 0,348 |

(¹) Chaque groupe d'analyses en regard du même âge se rapporte à la même personne.

(²) Les analyses où l'âge n'est pas indiqué ont dû être exclues de la statistique, fauti d'indication d'âge.

(³) La couleur des urines est mesurée d'après l'échelle de Vogel-Neubauer allant de 1 à 10. — V. 4 signifie 4 de l'échelle Vogel.

| Numéro d'ordre | Age | Quantité par 24 h. en c.c. | Couleur | Densité | Urée | | Chlorures | | Phosphates | |
|---|---|---|---|---|---|---|---|---|---|---|
| | | | | | par litre | par 24 h. | par litre | par 24 h. | par litre | par 24 h. |
| | années | | | | gr. | gr | gr | gr | gr | gr |
| 25 | | 600 | V. 3 | 1023 | 18 » | 10,80 | 15,66 | 9,39 | 1,488 | 0,892 |
| 26 | | 850 | V. 3 | 1024 | 24 » | 20,40 | 17,40 | 14,72 | 1,488 | 1,306 |
| 27 | » | 1600 | V. 2 | 1013 | 14 » | 22,40 | 11,02 | 17,63 | 0,465 | 0,744 |
| 28 | | 1200 | V. 2 | 1012 | 14 » | 16,80 | 14,50 | 17,74 | 0,744 | 0,893 |
| 29 | | 2100 | V. 1 | 1009 | 10 » | 21,00 | 8,12 | 17,05 | 0,279 | 0,586 |
| 30 | 55 | 950 | V. 2 | 1022 | 18 » | 17,10 | 14,50 | 13,78 | 2,418 | 2,298 |
| 31 | | 1250 | V. 2 | 1014 | 14 » | 17,50 | 11,42 | 13,25 | 1.465 | 1,831 |
| 32 | 37 | 1600 | V. 2 | 1030 | 29 » | 46,40 | 11,50 | 18,40 | 0,465 | 0,744 |
| 33 | 24 | 900 | V. 4 | 1021 | 23 » | 20,70 | 14,50 | 13,05 | 1,668 | 1,502 |
| 34 | | 800 | V. 4 | 1030 | 35 » | 28,00 | 19,14 | 15,32 | 2,60 | 2,080 |
| 35 | 43 | 1300 | V. 3 | 1025 | 30 » | 39,00 | 10,88 | 14,12 | 0,930 | 1,209 |
| 36 | | 650 | V. 2 | 1025 | 25 » | 16,25 | 16,24 | 10,56 | 2,40 | 1,560 |
| 37 | — | 400 | V. 2 | 1024 | 32 » | 12,80 | 22,04 | 8,82 | 0,465 | 1,86 |
| 38 | — | 900 | V. 2 | 1024 | 23,50 | 21,15 | 18,56 | 16,70 | 0,465 | 0,419 |
| 39 | 15 | 1500 | V. 3 | 1014 | 14 » | 21,00 | 11,60 | 17,40 | 0,279 | 0,319 |
| 40 | | 1300 | V. 3 | 1014 | 15 » | 19,50 | 12,18 | 15,83 | 0,279 | 0,363 |
| 41 | 17 | 1400 | V. 2 | 1016 | 9 » | 12,60 | 10,44 | 15,00 | 2,00 | 2,80 |
| 42 | 26 | 1100 | V. 2 | 1021 | 11 » | 12,10 | 11,60 | 12,76 | 2,25 | 2.47 |
| 43 | 42 | 800 | V. 3 | 1021 | 12 » | 9,60 | 9,86 | 7,85 | 2,50 | 2,00 |
| 44 | 39 | 800 | V. 3 | 1025 | 25 » | 20,00 | 12,76 | 10,20 | 2,00 | 1,60 |

**TABLEAU II. — Cataractes Femmes ambulantes. Repos relatif.**

| Numéro d'ordre | Age | Quantité par 24 h. en c. c. | Couleur | Densité | Urée | | Chlorures | | Phosphates | |
|---|---|---|---|---|---|---|---|---|---|---|
| | | | | | par litre | par 24 h. | par litre | par 24 h. | par litre | par 24 h. |
| | années | | | | gr. | gr. | gr. | gr. | gr. | gr. |
| 1 | 62 | 1000 | V. 4 | 1020 | 21 » | 21,00 | 13,92 | 13,92 | 2,320 | 2,320 |
| 2 | | 700 | V. 4 | 1021 | 20,50 | 14,35 | 17,40 | 12,18 | 2,784 | 1,946 |
| 3 | | 450 | V. 5 | 1021 | 21 » | 9,45 | 19,72 | 8,87 | 3,364 | 1,512 |
| 4 | 65 | 1250 | V. 3 | 1018 | 17 » | 21,25 | 11,72 | 14,66 | 1,624 | 2,030 |
| 5 | | 1500 | V. 3 | 1017 | 16,50 | 24,75 | 10,44 | 15,66 | 1,566 | 2,349 |
| 6 | | 700 | V. 3 | 1020 | 19,50 | 13,65 | 13,92 | 9,74 | 1,682 | 1,177 |
| 7 | 75 | 600 | V. 5 | 1026 | 26 » | 15,60 | 12,00 | 7,20 | 1,624 | 0,974 |
| 8 | | 600 | V. 4 | 1024 | 25 » | 15,00 | 15,66 | 9,39 | 1,566 | 0,939 |
| 9 | | 850 | V. 4 | 1014 | 15 » | 12,75 | 10,44 | 8,87 | 1,566 | 1,731 |
| 10 | 71 | 900 | V. 3 | 1014 | 15 » | 13,50 | 10,44 | 9,40 | 1,160 | 1,044 |
| 11 | | 800 | V. 2 | 1018 | 17,50 | 14,00 | 15,08 | 12,64 | 1,276 | 0,957 |
| 12 | 68 | 600 | V. 3 | 1021 | 21,50 | 12,90 | 17,98 | 10,82 | 1,508 | 0,904 |
| 13 | | 800 | V. 2 | 1017 | 17 » | 13,60 | 18,56 | 14,84 | 1,044 | 0,835 |
| 14 | 24 | 2000 | V. 2 | 1012 | 9 » | 18,00 | 9,96 | 19,92 | 0,837 | 1,674 |
| 15 | | 1250 | V. 2 | 1013 | 11 » | 13,75 | 9,97 | 12,42 | 1,6275 | 2,035 |
| 16 | | 800 | V. 2 | 1017 | 15 » | 12,00 | 11,60 | 9,28 | 1,3950 | 1,116 |
| 17 | 61 | 350 | V. 2 | 1019 | 15 » | 5,25 | 15,66 | 5,48 | 1,1625 | 0,406 |
| 18 | | 600 | V. 2 | 1017 | 13 » | 7,80 | 10,44 | 6,26 | 1,4880 | 0,892 |
| 19 | | 525 | V. 2 | 1016 | | | 15,66 | | | |
| 20 | 66 | 950 | 2 | 1021 | 21,50 | 20,43 | 13,92 | 13,22 | 1,023 | 0,952 |
| 21 | | 900 | V. 2 | 1019 | 15 » | 13,50 | 12,76 | 11,48 | 1,023 | 0,921 |
| 22 | | 350 | V. 3 | 1027 | 31 » | 10,85 | 12,76 | 4,47 | 2,511 | 0,882 |
| 23 | 48 | 850 | V. 3 | 1030 | 31 » | 26,35 | 20,88 | 17,79 | 1,395 | 1,190 |
| 24 | | 750 | V. 3 | 1025 | 23 » | 17,25 | 16,24 | 14,18 | 2,232 | 1,674 |
| 25 | | 700 | V. 3 | 1027 | 22 » | 15,40 | 17,98 | 12,58 | 2,232 | 1,562 |
| 26 | 63 | 500 | V. 3 | 1026 | 29 » | 14,50 | 15,08 | 7,54 | 2,790 | 1,395 |
| 27 | | 600 | V. 3 | 1026 | 28 » | 16,80 | 16,24 | 9,74 | 2,046 | 1,227 |
| 28 | | 700 | V. 3 | 1021 | 23 » | 16,10 | 15,08 | 10,56 | 1,860 | 1,302 |

| Numéro d'ordre | Age | Quantité par 24 h. en c. c. | Couleur | Densité | Urée | | Chlorures | | Phosphates | |
|---|---|---|---|---|---|---|---|---|---|---|
| | | | | | par litre | par 24 h. | par litre | par 24 h. | par litre | par. 24 h |
| | année | | | | gr | gr. | gr | gr. | gr | gr. |
| 29 | 62 | 1000 | V. 2 | 1016 | 15,50 | 15,50 | 12,76 | 12,76 | 1,395 | 1,395 |
| 30 | | 700 | V. 2 | 1018 | 18 » | 12,60 | 16,82 | 11,77 | 1,116 | 0,781 |
| 31 | 68 | 500 | V. 3 | 1022 | 29 » | 11,00 | 12,76 | 6,38 | 2,325 | 1,162 |
| 32 | | 600 | V. 3 | 1022 | 24 » | 14,40 | 12-76 | 7,65 | 1,953 | 1,171 |
| 33 | 62 | 1000 | V. 3 | 1017 | 17 » | 17,00 | 9,86 | 9,86 | 0,930 | 0,930 |
| 34 | | 450 | V. 4 | 1026 | 34 » | 15,30 | 8,12 | 3,65 | 1,860 | 0,837 |
| 35 | 62 | 1500 | V. 2 | 1015 | 16 » | 24,00 | 11,02 | 16,53 | 1,023 | 1,534 |
| 36 | | 1600 | V. 2 | 1014 | 14,50 | 23,20 | 10,94 | 17,50 | 1,116 | 1,785 |
| 37 | 49 | 1200 | V. 2 | 1017 | 17 » | 20,40 | 16,24 | 19,48 | 1,116 | 1,339 |
| 38 | 55 | 300 | V. 5 | 1025 | 34 » | 10,20 | 11,02 | 3,30 | 2,418 | 0,825 |
| 39 | 29 | 1100 | V. 2 | 1018 | 18 » | 19,80 | 14,50 | 15,95 | 0,697 | 0,767 |
| 40 | 78 | 280 | V. 4 | 1024 | 33 » | 9,24 | 13,34 | 3,74 | 1,299 | 0,364 |
| 41 | | 1200 | V. 2 | 1012 | 15 » | 18,00 | 10,44 | 12,52 | 0,930 | 0,016 |
| 42 | 56 | 625 | V. 3 | 1022 | 22 » | 13,75 | 17,98 | 11,25 | 2,046 | 1,275 |
| 43 | | 1000 | V. 2 | 1017 | 18 » | 18,00 | 15,66 | 15,66 | 0,744 | 0,744 |
| 44 | 56 | 1200 | V. 3 | 1012 | 11 » | 13,20 | 11,60 | 13,92 | 0,558 | 0,670 |
| 45 | | 1050 | V. 3 | 1012 | 12 » | 12,60 | 11,60 | 12,18 | 0,465 | 0,488 |
| 46 | 50 | 750 | V. 2 | 1020 | 25 » | 18,75 | 12,76 | 9,57 | 1,023 | 0,768 |
| 47 | | 900 | V. 2 | 1013 | 18 » | 16,20 | 8,12 | 7,31 | 1,209 | 1,088 |
| 48 | 73 | 650 | V. 3 | 1022 | 28 » | 18,20 | 18,56 | 12,06 | 0,834 | 0,542 |
| 49 | | 525 | V. 2 | 1020 | 23 » | 12,08 | 13,34 | 7,00 | 0,744 | 0,389 |
| 50 | 37 | 1200 | V. 2 | 1021 | 20 » | 13,20 | 13,34 | 16,00 | 0,279 | 0,334 |
| 51 | 34 | 1650 | V. 2 | 1010 | 9,50 | 15,67 | 11,60 | 19,14 | 0,372 | 0,242 |
| 52 | | 1500 | V. 2 | 1012 | 10,5 | 15,75 | 12,76 | 19,14 | 0,409 | 0,613 |
| 53 | 35 | 1000 | V. 2 | 1015 | 15 » | 15,00 | 12,76 | 12,76 | 1,44 | 1,44 |
| 54 | | 600 | V. 3 | 1018 | 21,50 | 12,90 | 15,08 | 9,05 | 1,97 | 1,18 |
| 55 | | 600 | V. 2 | 1018 | 21 » | 12,60 | 17,98 | 10,78 | 1,56 | 0,93 |

| Numéro d'ordre | Age | Quantité par 24 h. en c.c. | Couleur | Densité | Urée | | Chlorures | | Phosphates | |
|---|---|---|---|---|---|---|---|---|---|---|
| | | | | | par litre | par 24 h. | par litre | par 24 h. | par litre | par 24 h. |
| | années | | | | gr. | gr. | gr. | gr. | gr. | gr |
| 56 | 30 | 1030 | V. 2 | 1011 | 10 » | 10,30 | 13,92 | 14,37 | 1,00 | 1,03 |
| 57 | | 575 | V. 2 | 1021 | 19 » | 10,92 | 18,56 | 10,67 | 1,90 | 1,09 |
| 58 | 34 | 435 | V. 3 | 1019 | 19 » | 8,26 | 11,60 | 5,05 | 1,25 | 1,08 |
| 59 | | 500 | V. 3 | 1026 | 27 » | 13,50 | 15,08 | 7,54 | 2,00 | 1,00 |
| 60 | 5 1/2 | 500 | V. 2 | 1017 | 9 » | 4,50 | 15,80 | 7,90 | 1,75 | 0,87 |
| 61 | | 650 | V. 2 | 1015 | 9 » | 5,85 | 11,60 | 7,54 | 1,25 | 0,81 |
| 62 | 43 | 1250 | V. 2 | 1015 | 15 » | 18,75 | 8,12 | 10,15 | 1,44 | 1,80 |
| 63 | 34 | 1100 | V. 2 | 1012 | 13 » | 14,30 | 8,12 | 8,93 | 2,78 | 3,06 |
| 64 | 37 | 1700 | V. 2 | 1015 | 14 » | 23,80 | 10,44 | 17,72 | 0,48 | 0,81 |
| 65 | 55 | 1200 | V. 3 | 1016 | 16 » | 19,20 | 5,50 | 6,60 | 1,19 | 1,42 |

**TABLEAU III. — Cataractes. Hommes alités. Repos absolu.**

| Numéro d'ordre | Age | Quantité par 24 h. en c.c. | Couleur | Densité | Urée | | Chlorures | | Phosphates | |
|---|---|---|---|---|---|---|---|---|---|---|
| | | | | | par litre | par 24 h. | par litre | par 24 h. | par litre | par 24 h. |
| | années | | | | gr. | gr. | gr. | gr. | gr. | gr. |
| 1 | 56 | 900 | V. 3 | 1020 | 22 » | 19,80 | 13,92 | 12,52 | 2,32 | 2,08 |
| 2 | 59 | 1200 | V. 5 | 1023 | 26 » | 31,20 | 14,50 | 17,40 | 2,79 | 3,25 |
| 3 | 69 | 1000 | V. 2 | 1022 | 24 » | 24,00 | 16,82 | 16,82 | 1,90 | 1,90 |
| 4 | 71 | 500 | V. 4 | 1024 | 23 » | 11,50 | 15,08 | 7,54 | 1,90 | 0,95 |
| 5 | 75 | 900 | V. 2 | 1020 | 19 » | 17,10 | 14,40 | 12,96 | 1,42 | 1,27 |
| 6 | 24 | 800 | V. 4 | 1030 | 35 » | 28,00 | 12,14 | 9,72 | 2,60 | 2,08 |
| 7 | 62 | 800 | V. 4 | 1028 | 31 » | 24,80 | 12,04 | 9,64 | 2,60 | 2,08 |
| 8 | 70 | 500 | V. 5 | 1025 | 24 » | 12,00 | 12,04 | 6,02 | 1,90 | 0,95 |
| 9 | 70 | 650 | V. 4 | 1027 | 28 » | 18,20 | 20,88 | 13,57 | 2,24 | 1,46 |
| 10 | 74 | 800 | V. 3 | 1020 | 21 » | 16,80 | 15,66 | 12,53 | 1,34 | 1,07 |
| 11 | 65 | 500 | V. 3 | 1025 | 25 » | 12,50 | 16,24 | 8,12 | 2,35 | 1,18 |
| 12 | 72 | 900 | V. 3 | 1024 | 24 » | 21,60 | 13,72 | 12,33 | 1,90 | 1,71 |
| 13 | 62 | 850 | V. 3 | 1020 | 21,50 | 18,25 | 13,34 | 11,34 | 2,08 | 1,77 |
| 14 | 70 | 1000 | V. 5 | 1024 | 24 » | 24,00 | 14,40 | 14,40 | 1,28 | 1,28 |
| 15 | 67 | 1150 | V. 3 | 1032 | 29,50 | 33,92 | 14,98 | 16,23 | 1,62 | 1,78 |
| 16 | 65 | 1050 | V. 3 | 1022 | 23 » | 24,15 | 13,92 | 14,62 | 1,96 | 2,06 |
| 17 | 70 | 250 | V. 4 | 1027 | 31 » | 7,75 | 20,30 | 5,08 | 2,68 | 0,67 |
| 18 | 61 | 1500 | V. 2 | 1022 | 23,50 | 35,25 | 10,24 | 15,36 | 1,50 | 2,25 |
| 19 | 64 | 650 | V. 5 | 1022 | 21,50 | 14,00 | 12,08 | 7,85 | 2,52 | 1,64 |
| 20 | 52 | 1200 | V. 3 | 1020 | 19 » | 22,80 | 15,08 | 17,59 | 1,52 | 1,77 |
| 21 | 58 | 300 | V. 4 | 1022 | 23 » | 6,90 | 12,98 | 3,65 | 2,64 | 0,79 |
| 22 | 43 | 700 | V. 5 | 1027 | 33 » | 23,10 | 16,82 | 11,77 | 2,35 | 1,64 |
| 23 | 61 | 1000 | V. 3 | 1020 | 18 » | 18,00 | 10,24 | 10,24 | 1,56 | 1,56 |
| 24 | 49 | 1400 | V. 2 | 1016 | 16 » | 22,40 | 13,92 | 18,48 | 1,24 | 1,74 |
| 25 | 68 | 1200 | V. 2 | 1021 | 21 » | 25,20 | 14,50 | 17,35 | 1,68 | 1,96 |
| 26 | 62 | 1400 | V. 2 | 1017 | 20 » | 28,00 | 10,08 | 14,12 | 1,16 | 1,62 |
| 27 | 57 | 1150 | V. 2 | 1019 | 23 » | 26,45 | 9,50 | 10,92 | 1,40 | 1,54 |
| 28 | 69 | 950 | V. 3 | 1020 | 22 » | 20,90 | 12,50 | 11,87 | 1,86 | 1,85 |
| 29 | 72 | 600 | V. 3 | 1025 | 34 » | 20,40 | 16,24 | 8,54 | 1,20 | 0,72 |
| 30 | 49 | 900 | V. 3 | 1024 | 21 » | 18,90 | 16,24 | 14,61 | 2,05 | 1,84 |
| 31 | 71 | 800 | V. 3 | 1018 | 12 » | 9,60 | 17,40 | 11,52 | 1,30 | 1,04 |
| 32 | 72 | 1150 | V. 2 | 1009 | 8 » | 9,20 | 8,12 | 9,34 | 0,28 | 0,31 |

| Numéro d'ordre | Age | Quantité par 24 h. en c.c. | Couleur | Densité | Urée | | Chlorures | | Phosphates | |
|---|---|---|---|---|---|---|---|---|---|---|
| | | | | | par litre | par 24 h. | par litre | par 24 h. | par litre | par 24 h. |
| | années | | | | gr. | gr | gr. | gr. | gr. | gr. |
| 33 | 59 | 700 | V. 3 | 1023 | 22 » | 15,40 | 13,24 | 9,26 | 1,60 | 1,12 |
| 34 | 52 | 1300 | V. 3 | 1016 | 12 » | 15,60 | 10,34 | 13,44 | 1,30 | 1,69 |
| 35 | 70 | 850 | V. 2 | 1023 | 21 » | 17,85 | 16,24 | 13,80 | 1,60 | 1,36 |
| 36 | 82 | 800 | V. 4 | 1024 | 23 » | 18,40 | 14,50 | 11,50 | 1,60 | 1,28 |
| 37 | 58 | 1300 | V. 2 | 1018 | 18 » | 23,40 | 10,24 | 13,31 | 0,93 | 1,20 |
| 38 | 59 | 1100 | V. 5 | 1019 | 19 » | 20,90 | 13,92 | 15,31 | 1,84 | 2,02 |
| 39 | 76 | 1000 | V. 3 | 1020 | 19 » | 19,00 | 13,92 | 13,92 | 1,70 | 1,70 |
| 40 | 59 | 900 | V. 2 | 1025 | 26 » | 23,40 | 16,24 | 14,61 | 2,66 | 2,39 |
| 41 | 68 | 800 | V. 3 | 1020 | 19 » | 15,20 | 13,34 | 10,67 | 1,56 | 1,24 |
| 42 | 65 | 900 | V. 2 | 1024 | 25 » | 22,50 | 13,34 | 12,00 | 1,93 | 1,63 |
| 43 | 59 | 1000 | V. 2 | 1024 | 22 » | 22,00 | 18,56 | 18,56 | 1,38 | 1,38 |
| 44 | 66 | 700 | V. 4 | 1019 | 17 » | 11,90 | 15,08 | 10,56 | 1,72 | 1,20 |
| 45 | 67 | 950 | V. 3 | 1021 | 22 » | 20,90 | 13,92 | 13,23 | 1,72 | 1,63 |
| 46 | 67 | 1000 | V. 4 | 1022 | 23 » | 23,00 | 14,50 | 14,50 | 2,32 | 2,32 |
| 47 | 49 | 1200 | V. 3 | 1029 | 27 » | 32,40 | 16,24 | 18,94 | 1,95 | 2,28 |
| 48 | 67 | 1700 | V. 2 | 1023 | 19 » | 32,30 | 17,76 | 13,19 | 1,30 | 2,21 |
| 49 | 80 | 500 | V. 4 | 1019 | 18 » | 9,00 | 15,80 | 7,90 | 2,30 | 1,15 |
| 50 | 63 | 1000 | V. 4 | 1025 | 26 » | 26,00 | 16,82 | 16,82 | 2,70 | 2,70 |
| 51 | 70 | 150 | V. 2 | 1022 | 18 » | 2,70 | 14,50 | 2,18 | 1,60 | 0,24 |
| 52 | 55 | 500 | V. 3 | 1022 | 23 » | 11,50 | 15,08 | 7,54 | 1,80 | 0,90 |
| 53 | 68 | 600 | V. 5 | 1024 | 24 » | 14,40 | 16,24 | 9,74 | 2,30 | 1,38 |
| 54 | 76 | 650 | V. 5 | 1024 | 28 » | 16,20 | 13,92 | 9,15 | 2,50 | 1,62 |
| 55 | 74 | 1000 | V. 2 | 1011 | 12 » | 12,00 | 10,44 | 10,44 | 1,00 | 1,00 |
| 56 | 55 | 850 | V. 2 | 1017 | 18 » | 15,30 | 12,18 | 10,35 | 1,30 | 1,01 |
| 57 | 68 | 850 | V. 3 | 1021 | 21 » | 17,85 | 14,50 | 12,32 | 1,90 | 1,35 |
| 58 | 74 | 1800 | V. 2 | 1009 | 8 » | 14,40 | 9,28 | 16,66 | 1,10 | 1,98 |
| 59 | 59 | 1100 | V. 3 | 1024 | 24 » | 26,40 | 15,08 | 16,50 | 2,00 | 2,20 |
| 60 | 59 | 700 | V. 4 | 1025 | 26 » | 18,20 | 13,92 | 9,74 | 2,25 | 1,58 |
| 61 | 65 | 1100 | V. 4 | 1025 | 28 » | 30,80 | 15,08 | 16,50 | 2,40 | 2,64 |
| 62 | 64 | 800 | V. 3 | 1025 | 28 » | 22,40 | 15,08 | 12,06 | 1,50 | 1,20 |
| 63 | 68 | 650 | V. 2 | 1017 | 20 » | 13,00 | 7,56 | 4,91 | 1,50 | 0,97 |
| 64 | 56 | 1100 | V. 2 | 1015 | 16 » | 17,60 | 6,96 | 7,66 | 0,80 | 0,88 |
| 65 | 77 | 350 | V. 2 | 1028 | 36 » | 12,60 | 11,60 | 4,06 | 2,20 | 0,77 |
| 66 | 59 | 350 | V. 4 | 1025 | 21 » | 7,35 | 13,92 | 4,87 | 2,60 | 0,93 |
| 67 | 57 | 900 | V. 4 | 1029 | 27 » | 24,30 | 13,34 | 12,01 | 2,20 | 1,98 |

| Numéro d'ordre | Age | Quantité par 24 h. en c.c | Couleur | Densité | Urée | | Chlorures | | Phosphates | |
|---|---|---|---|---|---|---|---|---|---|---|
| | | | | | par litre | par 24 h. | par litre | par 24 h. | par litre | par 24 h. |
| | années | | | | gr. | gr. | gr. | gr. | gr. | gr. |
| 68 | 71 | 500 | V. 3 | 1021 | 20 » | 10,00 | 16,24 | 8,12 | 1,00 | 0,50 |
| 69 | 58 | 900 | V. 3 | 1026 | 25 » | 22,50 | 13,92 | 12,52 | 1,72 | 1,54 |
| 70 | 59 | 1200 | V. 3 | 1020 | 21 » | 24,50 | 11,02 | 12,86 | 1,44 | 1,73 |
| 71 | 69 | 900 | V. 3 | 1024 | 25 » | 22,50 | 11,60 | 10,44 | 1,62 | 1,45 |
| 72 | 56 | 1000 | V. 2 | 1027 | 27 » | 27,00 | 17,40 | 17,40 | 1,15 | 1,15 |
| 73 | 69 | 1000 | V. 2 | 1018 | 21 » | 21,00 | 10,44 | 10,44 | 1,05 | 1,05 |
| 74 | 69 | 600 | V. 2 | 1019 | 19 » | 11,40 | 9,28 | 5,57 | 0,96 | 0,57 |
| 75 | 74 | 1000 | V. 2 | 1020 | 20 » | 20,00 | 13,34 | 13,34 | 1,15 | 1,15 |
| 76 | 57 | 750 | V. 3 | 1026 | 26 » | 21,50 | 14,50 | 10,88 | 2;50 | 1,87 |
| 77 | 72 | 650 | V. 2 | 1013 | 15 » | 9,75 | 6,96 | 4,42 | 0,76 | 0,49 |
| 78 | 61 | 850 | V. 3 | 1015 | 18 » | 15,30 | 13,92 | 11,83 | 0,86 | 0,73 |
| 79 | 58 | 1100 | V. 3 | 1019 | 20 » | 22,00 | 11,60 | 12,76 | 1,68 | 1,85 |
| 80 | 75 | 1300 | V. 2 | 1015 | 13 » | 16,90 | 9,86 | 12,82 | 1,05 | 1,36 |
| 81 | 53 | 1200 | V. 3 | 1017 | 18 » | 21,60 | 10,44 | 12,52 | 1,25 | 1,50 |
| 82 | 65 | 850 | V. 3 | 1020 | 20 » | 17,00 | 11,02 | 9,35 | 1,54 | 1,31 |
| 83 | 64 | 850 | V. 2 | 1021 | 22,5 | 19,12 | 12,76 | 10,84 | 0,76 | 0,65 |
| 84 | 73 | 750 | V. 2 | 1017 | 18 » | 13,50 | 7,54 | 5,95 | 1,05 | 0,78 |
| 85 | 68 | 400 | V. 3 | 1028 | 28 » | 11,20 | 15,66 | 6,26 | 2,25 | 0,90 |
| 86 | 44 | 1200 | V. 2 | 1029 | 30 » | 36,00 | 15,08 | 17,88 | 0,76 | 0,91 |
| 87 | 53 | 700 | V. 3 | 1026 | 29 » | 20,30 | 11,60 | 8,12 | 0,67 | 0,47 |
| 88 | 73 | 1400 | V. 3 | 1015 | 15 » | 21,00 | 13,92 | 19,38 | 0,57 | 0,79 |
| 89 | 55 | 1400 | V. 2 | 1014 | 13 » | 18,20 | 8,70 | 12,18 | 0,57 | 0,79 |
| 90 | 70 | 1100 | V. 2 | 1015 | 14 » | 15,40 | 8,12 | 8,93 | 0,48 | 0,53 |
| 91 | 67 | 1600 | V. 2 | 1013 | 12 » | 19,20 | 8,70 | 13,92 | 0,52 | 0,83 |
| 92 | 71 | 600 | V. 3 | 1026 | 23 » | 13,80 | 12,76 | 7,65 | 0,57 | 0,34 |
| 93 | 65 | 900 | V. 2 | 1014 | 13 » | 11,70 | 11,02 | 9,92 | 0,38 | 0,34 |
| 94 | 75 | 800 | V. 2 | 1017 | 15 » | 12,00 | 10,44 | 8,35 | 0,44 | 0,35 |
| 95 | 44 | 1250 | V. 2 | 1020 | 22 » | 27,50 | 12,76 | 15,95 | 0,38 | 0,47 |
| 96 | 79 | 500 | V. 3 | 1020 | 18 » | 9,00 | 11,02 | 5,51 | 0,38 | 0,19 |
| 97 | 59 | 1400 | V. 6 | 1017 | 18 » | 25,20 | 8,70 | 12,18 | 1,58 | 2,21 |
| 98 | 67 | 800 | V. 3 | 1023 | 22 » | 17,60 | 9,86 | 7,88 | 3,28 | 2,62 |
| 99 | 58 | 2000 | V. 1 | 1011 | 11 » | 22,00 | 16,38 | 13,76 | 0,67 | 1,34 |
| 100 | 68 | 800 | V. 3 | 1026 | 26 » | 20,80 | 14,50 | 11,60 | 2,30 | 1,84 |
| 101 | 68 | 900 | V. 4 | 1023 | 23 » | 20,70 | 7,54 | 6,78 | 2,30 | 2,07 |
| 102 | 67 | 1000 | V. 3 | 1018 | 17 » | 17,00 | 11,60 | 11,60 | 1,34 | 1,34 |

| Numéro d'ordre | Age | Quantité par 24 h. en c. c. | Couleur | Densité | Urée | | Chlorures | | Phosphates | |
|---|---|---|---|---|---|---|---|---|---|---|
| | | | | | par litre | par 24 h. | par litre | par 24 h. | par litre | par 24 h |
| | années | | | | gr. | gr. | gr. | gr. | gr. | gr. |
| 103 | 68 | 1250 | V. 3 | 1013 | 14,5 | 18,12 | 6,96 | 8,65 | 1,05 | 1,31 |
| 104 | 46 | 800 | V. 3 | 1020 | 19 » | 15,20 | 13,34 | 10,67 | 1,15 | 0,92 |
| 105 | 57 | 1600 | V. 2 | 1014 | 13 » | 20,80 | 9,28 | 16,64 | 0,96 | 1,54 |
| 106 | 80 | 1000 | V. 3 | 1016 | 15,5 | 15,50 | 9,86 | 9,86 | 1,54 | 1,54 |
| 107 | 70 | 1000 | V. 3 | 1023 | 23 » | 23,00 | 13,92 | 13,92 | 1,05 | 1,05 |
| 108 | 79 | 450 | V. 3 | 1017 | 19 » | 8,55 | 6,96 | 3,03 | 1,44 | 0,65 |
| 109 | 73 | 600 | V. 2 | 1017 | 13 » | 7,80 | 12,76 | 7,65 | 1,05 | 0,63 |
| 110 | 57 | 1100 | V. 2 | 1017 | 16 » | 17,60 | 11,02 | 32,12 | 0,96 | 1,06 |
| 111 | 65 | 700 | V. 4 | 1027 | 26 » | 18,20 | 14,50 | 10,15 | 2,30 | 1,61 |

**Tableau IV. — Cataractes. Femmes alitées. Repos absolu.**

| Numéro d'ordre | Age | Quantité par 24 h. en c.c. | Couleur | Densité | Urée | | Chlorures | | Phosphates | |
|---|---|---|---|---|---|---|---|---|---|---|
| | | | | | par litre | par 24 h. | par litre | par 24 h. | par litre | par 24 h. |
| | années | | | | gr. | gr. | gr. | gr. | gr. | gr. |
| 1 | 60 | 1000 | V. 4 | 1021 | 24 » | 24,00 | 12,96 | 12,96 | 0,744 | 0,74 |
| 2 | 77 | 1150 | V. 2 | 1010 | 11 » | 12,65 | 8,12 | 8,79 | 1,302 | 1,49 |
| 3 | 68 | 1400 | V. 2 | 1010 | 10,5 | 14,70 | 7,54 | 10,56 | 0,93 | 1,30 |
| 4 | 67 | 1000 | V. 2 | 1010 | 9,5 | 9,50 | 9,28 | 9,28 | 0,84 | 0,84 |
| 5 | 71 | 600 | V. 4 | 1020 | 20 » | 12,00 | 10,24 | 6,14 | 0,74 | 0,44 |
| 6 | 68 | 500 | V. 2 | 1015 | 13 » | 6,50 | 10,60 | 5,30 | 0,74 | 0,37 |
| 7 | 73 | 1200 | V. 2 | 1010 | 9 » | 10,80 | 9,86 | 11,82 | 0,93 | 1,12 |
| 8 | 60 | 1600 | V. 2 | 1011 | 10 » | 16,00 | 7,02 | 11,33 | 0,48 | 0,77 |
| 9 | 70 | 550 | V. 4 | 1021 | 21 » | 11,55 | 11,56 | 6,36 | 1,53 | 0,84 |
| 10 | 60 | 1175 | V. 3 | 1019 | 18 » | 21,15 | 13,92 | 16,35 | 1,40 | 1,64 |
| 11 | 35 | 1000 | V. 2 | 1018 | 19 » | 19,00 | 10,76 | 10,76 | 1,44 | 1,44 |
| 12 | 45 | 450 | V. 6 | 1026 | 26 » | 11,70 | 12,76 | 5,74 | 3,05 | 1,37 |
| 13 | 60 | 1450 | V. 2 | 1011 | 12 » | 17,40 | 11,60 | 16,82 | 0,95 | 1,38 |
| 14 | 65 | 600 | V. 4 | 1017 | 18 » | 10,80 | 9,28 | 5,56 | 1,42 | 0,85 |
| 15 | 60 | 1100 | V. 2 | 1012 | 12 » | 13,20 | 11,60 | 12,76 | 0,95 | 1,05 |
| 16 | 57 | 800 | V. 3 | 1022 | 23 » | 18,40 | 14,50 | 11,40 | 1,90 | 1,52 |
| 17 | 49 | 800 | V. 5 | 1025 | 26 » | 20,80 | 14,40 | 11,52 | 2,52 | 2,01 |
| 18 | 55 | 500 | V. 2 | 1014 | 13,5 | 6,75 | 13,34 | 6,67 | 1,00 | 0,50 |
| 19 | 55 | 1400 | V. 2 | 1017 | 18,5 | 25,90 | 9,08 | 12,71 | 1,50 | 2,10 |
| 20 | 64 | 1100 | V. 2 | 1018 | 18,5 | 20,35 | 10,24 | 11,26 | 1,24 | 1,36 |
| 21 | 59 | 750 | V. 2 | 1022 | 21 » | 26,75 | 13,14 | 9,85 | 1,80 | 1,35 |
| 22 | 59 | 950 | V. 3 | 1019 | 15 » | 14,25 | 15,08 | 14,83 | 1,80 | 1,71 |
| 23 | 63 | 550 | V. 5 | 1022 | 24 » | 13,20 | 15,66 | 8,61 | 1,45 | 0,79 |
| 24 | 71 | 550 | V. 2 | 1020 | 20,5 | 11,27 | 19,72 | 10,85 | 1,40 | 0,77 |
| 25 | 70 | 600 | V. 2 | 1012 | 12,5 | 7,50 | 11,70 | 7,02 | 1,12 | 0,67 |
| 26 | 72 | 700 | V. 2 | 1025 | 29 » | 20,30 | 10,34 | 7,23 | 2,00 | 1,40 |
| 27 | 80 | 1000 | V. 2 | 1011 | 12 » | 12,00 | 9,86 | 9,86 | 0,90 | 0,90 |
| 28 | 52 | 950 | V. 2 | 1023 | 22,5 | 21,38 | 10,08 | 9,58 | 1,75 | 1,66 |
| 29 | 60 | 450 | V. 3 | 1027 | 28 » | 11,60 | 10,08 | 4,53 | 2,53 | 1,14 |
| 30 | 76 | 400 | V. 3 | 1018 | 18 » | 7,20 | 7,54 | 3,01 | 0,83 | 0,33 |
| 31 | 61 | 400 | V. 4 | 1023 | 22 » | 8,80 | 14,50 | 5,80 | 1,84 | 0,73 |
| 32 | 65 | 450 | V. 5 | 1026 | 30 » | 13,50 | 17,40 | 7,81 | 2,02 | 0,91 |
| 33 | 79 | 750 | V. 2 | 1015 | 16 » | 12,00 | 9,86 | 7,38 | 1,45 | 1,08 |

| Numéro d'ordre | Age | Quantité par 24 h. en c.c. | Couleur | Densité | Urée | | Chlorures | | Phosphates | |
|---|---|---|---|---|---|---|---|---|---|---|
| | | | | | par litre | par 24 h. | par litre | par 24 h. | par litre | par 24 h. |
| | années | | | | gr. | gr. | gr. | gr. | gr. | gr. |
| 34 | 73 | 600 | V. 3 | 1023 | 24 » | 14,40 | 13,92 | 8,35 | 2,60 | 1,56 |
| 35 | 30 | 600 | V. 4 | 1028 | 28 » | 16,80 | 17,40 | 10,44 | 2,95 | 1,77 |
| 36 | 60 | 750 | V. 3 | 1017 | 15 » | 11,25 | 13,92 | 10,84 | 1,65 | 1,23 |
| 37 | 67 | 700 | V. 3 | 1016 | 16 » | 11,20 | 12,76 | 8,93 | 1,90 | 1,33 |
| 38 | 53 | 1110 | V. 3 | 1014 | 14 » | 15,40 | 9,86 | 10,85 | 1,30 | 1,43 |
| 39 | 72 | 1700 | V. 2 | 1014 | 9 » | 15,30 | 10,44 | 17,75 | 1,00 | 1,70 |
| 40 | 67 | 850 | V. 3 | 1010 | 11 » | 9,35 | 11,60 | 9,86 | 1,40 | 1,19 |
| 41 | 59 | 1000 | V. 2 | 1017 | 10 » | 10,00 | 13,34 | 13,34 | 1,30 | 1,30 |
| 42 | 70 | 1000 | V. 2 | 1012 | 8 » | 8,00 | 8,12 | 8,12 | 1,60 | 1,60 |
| 43 | 67 | 800 | V. 2 | 1014 | 14 » | 17,20 | 9,86 | 7,88 | 1,35 | 1,08 |
| 44 | 58 | 550 | V. 3 | 1024 | 17 » | 9,35 | 15,08 | 8,29 | 1,30 | 0,72 |
| 45 | 67 | 600 | V. 2 | 1017 | 14 » | 8,40 | 11,60 | 6,96 | 1,75 | 1,05 |
| 46 | 71 | 900 | V. 2 | 1014 | 13 » | 11,70 | 7,54 | 6,78 | 1,30 | 1,17 |
| 47 | 61 | 1250 | V. 3 | 1016 | 18 » | 22,50 | 7,54 | 9,4[illegible] | 1,05 | 1,31 |
| 48 | 64 | 750 | V. 3 | 1010 | 10 » | 7,50 | 11,02 | 8,25 | 1,50 | 1,12 |
| 49 | 64 | 1000 | V. 3 | 1009 | 9 » | 9,00 | 8,12 | 8,12 | 1,05 | 1,05 |
| 50 | 74 | 350 | V. 4 | 1025 | 17 » | 5,95 | 12,76 | 4,46 | 2,60 | 0,91 |
| 51 | 82 | 500 | V. 3 | 1021 | 18 » | 9,00 | 11,60 | 5,80 | 2,30 | 1,15 |
| 52 | 71 | 850 | V. 3 | 1014 | 11 » | 9,35 | 11,02 | 9,36 | 0,90 | 0,76 |
| 53 | 76 | 800 | V. 3 | 1021 | 13 » | 10,40 | 10,44 | 8,35 | 2,0[illegible] | 1,60 |
| 54 | 66 | 1600 | V. 2 | 1007 | 6 » | 9,60 | 7,54 | 12,06 | 0,70 | 1,12 |
| 55 | 58 | 800 | V. 2 | 1015 | 12 » | 9,60 | 9,28 | 7,42 | 1,80 | 1,44 |
| 56 | 70 | 750 | V. 3 | 1018 | 17,5 | 13,12 | 15,85 | 11,85 | 2,30 | 1,72 |
| 57 | 57 | 950 | V. 2 | 1014 | 11 » | 10,45 | 12,18 | 11,57 | 1,50 | 1,42 |
| 58 | 74 | 900 | V. 2 | 1016 | 15,5 | 13,95 | 12,75 | 11,47 | 1,50 | 1,35 |
| 59 | 49 | 1100 | V. 2 | 1019 | 19 » | 20,90 | 11,60 | 12,76 | 1,35 | 1,48 |
| 60 | 77 | 550 | V. 2 | 1017 | 23 » | 12,65 | 10,52 | 5,79 | 1,80 | 0,99 |
| 61 | 57 | 1000 | V. 2 | 1013 | 15 » | 15,00 | 7,54 | 7,54 | 1,44 | 1,44 |
| 62 | 57 | 1500 | V. 2 | 1014 | 13 » | 19,50 | 9,86 | 14,79 | 1,15 | 1,72 |
| 63 | 43 | 550 | V. 2 | 1024 | 22 » | 12,10 | 12,76 | 7,02 | 1,75 | 0,97 |
| 64 | 57 | 750 | V. 2 | 1019 | 16 » | 12,00 | 14,50 | 10,87 | 1,44 | 1,08 |
| 65 | 68 | 400 | V. 3 | 1025 | 24 » | 9,60 | 17,40 | 6,96 | 0,92 | 0,37 |
| 66 | 67 | 750 | V. 2 | 1021 | 21 » | 15,75 | 11,60 | 8,70 | 1,84 | 1,38 |
| 67 | 69 | 2000 | V. 2 | 1033 | 7,5 | 15,00 | 4,64 | 9,20 | 0,28 | 0,56 |
| 68 | 76 | 950 | V. 2 | 1017 | 20 » | 19,00 | 11,02 | 10,47 | 1,35 | 1,28 |
| 69 | 65 | 400 | V. 3 | 1024 | 23 » | 9,20 | 15,08 | 6,03 | 1,92 | 0,77 |

| Numéro d'ordre | Age | Quantité par 24 h. en cc. | Couleur | Densité | Urée | | Chlorures | | Phosphates | |
|---|---|---|---|---|---|---|---|---|---|---|
| | | | | | par litre | par 24 h. | par litre | par 24 h. | par litre | par 24 h. |
| | années | | | | gr. | gr. | gr. | gr. | gr. | gr. |
| 70 | 66 | 500 | V. 4 | 1022 | 22 » | 11,00 | 13,34 | 6,77 | 1,25 | 0,62 |
| 71 | 66 | 750 | V. 3 | 1025 | 26 » | 19,50 | 13,92 | 10,44 | 1,92 | 1,44 |
| 72 | 67 | 400 | V. 3 | 1024 | 30 » | 12,00 | 11,02 | 4,41 | 1,92 | 0,77 |
| 73 | 60 | 350 | V. 3 | 1016 | 12 » | 4,20 | 11,60 | 4,06 | 1,82 | 0,64 |
| 74 | 66 | 400 | V. 3 | 1025 | 24 » | 9,60 | 12,76 | 5,10 | 2,98 | 1,19 |
| 75 | 44 | 950 | V. 2 | 1016 | 17 » | 16,15 | 8,12 | 7,71 | 0,96 | 0,91 |
| 76 | 66 | 700 | V. 2 | 1019 | 18 » | 12,00 | 13,92 | 9,74 | 1,44 | 1,10 |
| 77 | 55 | 750 | V. 2 | 1016 | 15 » | 11,25 | 15,08 | 11,31 | 1,52 | 1,14 |
| 78 | 61 | 750 | V. 2 | 1020 | 19 » | 14,25 | 12,18 | 9,14 | 1,62 | 1,22 |
| 79 | 54 | 700 | V. 2 | 1022 | 21 » | 14,70 | 13,34 | 9,33 | 1,92 | 1,34 |
| 80 | 63 | 500 | V. 2 | 1016 | 18 » | 9,00 | 11,60 | 5,80 | 1,82 | 0,91 |
| 81 | 77 | 800 | V. 4 | 1015 | 15 » | 12,00 | 11,60 | 9,28 | 1,05 | 0,84 |
| 82 | 74 | 1100 | V. 2 | 1011 | 11 » | 12,10 | 10,44 | 11,48 | 1,05 | 1,16 |
| 83 | 63 | 1100 | V. 2 | 1016 | 15 » | 16,50 | 9,86 | 10,85 | 0,57 | 0,63 |
| 84 | 62 | 1000 | V. 2 | 1015 | 15 » | 15,00 | 11,02 | 11,02 | 0,76 | 0,76 |
| 85 | 77 | 250 | V. 3 | 1022 | 22 » | 5,50 | 12,76 | 3,19 | 0,66 | 0,16 |
| 86 | 58 | 1250 | V. 2 | 1013 | 12 » | 15,00 | 7,54 | 11,42 | 0,66 | 0,82 |
| 87 | 50 | 900 | V. 3 | 1016 | 18,5 | 16,65 | 8,12 | 7,20 | 0,48 | 0,43 |
| 88 | 42 | 500 | V. 3 | 1023 | 25 » | 12,50 | 9,86 | 4,93 | 2,06 | 1,03 |
| 89 | 70 | 1700 | V. 2 | 1027 | 10 » | 17,00 | 5,80 | 9,86 | 0,38 | 0,65 |
| 90 | 37 | 1700 | V. 2 | 1015 | 14 » | 23,80 | 10,44 | 17,75 | 0,48 | 0,82 |
| 91 | 67 | 1700 | V. 2 | 1006 | 8 » | 13,60 | 6,38 | 10,85 | 0,57 | 0,97 |
| 92 | 58 | 1200 | V. 2 | 1013 | 9 » | 10,80 | 10,44 | 12,52 | 0,52 | 0,62 |
| 93 | 75 | 700 | V. 2 | 1011 | 9 » | 6,30 | 4,64 | 3,24 | 0,96 | 0,67 |
| 94 | 39 | 500 | V. 3 | 1028 | 30 » | 15,00 | 11,60 | 5,80 | 3,84 | 1,92 |
| 95 | 57 | 1000 | V. 3 | 1016 | 15 » | 15,00 | 6,38 | 6,38 | 1,20 | 1,20 |
| 96 | 74 | 1750 | V. 1 | 1009 | 9 » | 15,75 | 5,22 | 9,17 | 0,67 | 1,18 |
| 97 | 51 | 750 | V. 3 | 1020 | 22 » | 16,50 | 4,64 | 3,48 | 2,20 | 1,65 |
| 98 | 62 | 1000 | V. 2 | 1014 | 15 » | 15,00 | 8,70 | 8,70 | 0,72 | 0,72 |
| 99 | 73 | 700 | V. 3 | 1015 | 12,50 | 8,75 | 12,18 | 8,52 | 0,82 | 0,57 |
| 100 | 71 | 700 | V. 2 | 1020 | 20 » | 14,00 | 8,70 | 6,09 | 1,64 | 1,14 |
| 101 | 67 | 1300 | V. 1 | 1013 | 14 » | 15,20 | 6,38 | 8,29 | 0,86 | 1,12 |
| 102 | 52 | 2300 | V. 1 | 1011 | 10,50 | 24,15 | 9,86 | 22,68 | 0,67 | 1,54 |
| 103 | 68 | 1100 | V. 2 | 1023 | 21 » | 23,20 | 9,28 | 10,21 | 2,02 | 2,22 |
| 104 | 54 | 1000 | V. 2 | 1013 | 13,50 | 13,50 | 8,12 | 8,12 | 0,96 | 0,96 |
| 105 | 73 | 1900 | V. 1 | 900 | 12,50 | 11,25 | 12,18 | 10,96 | 0,86 | 0,77 |

Nous avons ensuite groupé les matériaux exposés dans chacun des tableaux précédents suivant l'âge des sujets et nous avons établi les moyennes de la quantité de l'urine émise par vingt-quatre heures, de sa densité, de la quantité journalière de l'urée, des chlorures et des phosphates. Pour éviter des répétitions, nous ne donnerons ici que les quatre tableaux des moyennes par âge :

**I. Tableau des moyennes par âge.** — *Hommes ambulants.*

| Age | Nombre d'analyses | Quantité p. 24 h. | Densité | Urée par 24 h. gr. | Chlorures par 24 h. gr. | Phosphates par 24 h. gr. |
|---|---|---|---|---|---|---|
| 10-20 ans | 3 | 1400 | 1014 | 17,70 | 16,08 | 1,16 |
| 20-30 — | 2 | 950 | 1025 | 18,80 | 11,60 | 2,04 |
| 30-40 — | 2 | 1200 | 1027 | 33,20 | 14,30 | 1,17 |
| 40-50 — | 8 | 1320 | 1018 | 22,53 | 15,65 | 2,24 |
| 50-60 — | 4 | 975 | 1018 | 16,92 | 12,14 | 1,88 |
| 60-70 — | 12 | 1360 | 1019 | 26,50 | 17,98 | 2,08 |
| 70-80 — | 3 | 980 | 1017 | 14,80 | 12,70 | 1,31 |

**II. Tableau des moyennes par âge.** — *Femmes ambulantes.*

| Age | Nombre d'analyses | Quantité p. 24 h. | Densité | Urée par 24 h. | Chlorures par 24 h. | Phosphates par 24 h. |
|---|---|---|---|---|---|---|
| 5 ans 1/2 | 2 | 575 | 1016 | 5,18 | 7,72 | 0,84 |
| 20-30 — | 6 | 1126 | 1015 | 14,13 | 13,77 | 1,28 |
| 30-40 — | 10 | 1028 | 1016,6 | 14,50 | 12,61 | 1,68 |
| 40-50 — | 7 | 915 | 1021 | 19,00 | 12,72 | 1,34 |
| 50-60 — | 6 | 896 | 1017 | 14,50 | 10,48 | 0,90 |
| 60-70 — | 24 | 788 | 1020 | 15,38 | 10,65 | 1,25 |
| 70-80 — | 9 | 711 | 1018 | 14,26 | 9,20 | 0,88 |

**III. Tableau des moyennes par âge.** — *Hommes alités.*

| Age | Nombre d'analyses | Quantité p. 24 h. | Densité | Urée par 24 h. | Chlorures par 24 h. | Phosphates par 24 h. |
|---|---|---|---|---|---|---|
| 24 ans | 1 | 800 | 1030 | 28,00 | 9,72 | 2,08 |
| 40-50 — | 7 | 1064 | 1023 | 25,10 | 15,36 | 1,40 |
| 50-60 — | 30 | 1030 | 1021 | 20,37 | 12,31 | 1,52 |
| 60-70 — | 47 | 915 | 1021 | 19,38 | 11,09 | 1,46 |
| 70-80 — | 25 | 816 | 1019 | 13,89 | 9,72 | 0,96 |
| 82 — | 1 | 800 | 1024 | 18,40 | 11,50 | 1,28 |

## IV. Tableau des moyennes par âge. — *Femmes alitées.*

| Age | Nombre d'analyses | Quantité p. 24 h. | Densité | Urée par 24 h. | Chlorures par 24 h. | Phosphates par 24 h. |
|---|---|---|---|---|---|---|
| | | | | gr. | gr. | gr. |
| 30-40 ans | 4 | 950 | 1022 | 18,65 | 11,19 | 1,49 |
| 40-50 — | 7 | 750 | 1021 | 15,66 | 8,12 | 1,17 |
| 50-60 — | 30 | 997 | 1017 | 15,15 | 10,82 | 1,24 |
| 60-70 — | 38 | 813 | 1018 | 12,66 | 8,45 | 1,01 |
| 70-80 — | 25 | 830 | 1016 | 12,15 | 8,68 | 1,03 |
| 82 — | 1 | 500 | 1021 | 9,00 | 5,80 | 1,15 |

## CHAPITRE III

### ANALYSE DES MATÉRIAUX RECUEILLIS

Reprenons un à un les éléments dont nous avons déterminé la quantité chez nos malades.

1° *Quantité des urines émises en vingt-quatre heures.* — On ne saurait donner une formule générale pour indiquer la quantité d'urines émises en vingt-quatre heures à l'état normal. Chaque individu présente une moyenne particulière à lui et qui dépend de ses habitudes en ce qui concerne l'ingestion des liquides, de son genre de vie, ainsi que de l'activité de son appareil sudoripare. On peut dire cependant que la moyenne tirée d'un grand nombre d'observations faites sur l'homme sain d'un âge moyen est de 1500 centimètres cubes d'urine par vingt-quatre heures, soit 60 à 70 centimètres cubes par heure. Les variations de 200 à 300 centimètres cubes au-dessous et au-dessus de ce chiffre ressortissent encore à l'état physiologique et n'ont rien d'insolite. La femme sécrète un peu moins que l'homme et le vieillard accuse une diminution de la quantité d'urines allant au sixième du chiffre de celle de l'adulte [1]. Ajoutons que l'état de repos est un facteur de diminution de la quantité d'urines résultant de la diminution de l'ingestion des liquides.

En analysant nos observations d'après la quantité d'urines, nous avons trouvé les chiffres suivants qui indiquent la fréquence relative de l'ischurie, de la quantité normale, de la polyurie chez les hommes et les femmes :

| Quantité d'urines en 24 heures. | HOMMES Nombre des cas. | Proportion pour 100. | FEMMES Nombre des cas. | Proportion pour 100. |
|---|---|---|---|---|
| 1 à 250 cc. | 2 | 1,4 | 1 | 0,6 |
| 251 à 500 | 12 | 8,3 | 29 | 17,2 |
| 501 à 1000 | 75 | 51,7 | 93 | 55,0 |
| 1001 à 1500 | 46 | 31,7 | 33 | 19,5 |
| 1501 à 2000 | 9 | 6,2 | 12 | 7,1 |
| 2001 à 2600 | 1 | 0,7 | 1 | 0,6 |
| | 145 | 100 % | 169 | 100 % |

Il résulte de cette statistique que 61,4 pour 100 des hommes atteints de cataracte et 72,8 pour 100 des femmes rendent moins d'un litre d'urines par vingt-quatre heures, que 31,7 pour 100 des hommes et 19,5 pour 100 des femmes rendent de 1000 à 1500 centimètres cubes et seulement 6,9 pour 100 des hommes et 7,7 pour 100 des femmes plus de 1500 centimètres cubes. Plus de la moitié des hommes et des femmes n'émettent que 500 à 1000 centimètres cubes d'urines par jour.

[1] Roche, *Virchow-Hirsch's Jahresber.* t. I, p. 235, 1876.

En nous reportant aux tableaux que nous avons dressés suivant l'âge des malades, nous voyons que l'âge seul n'est pas en mesure de nous expliquer cette diminution de la diurèse, mais que l'état de repos relatif ou absolu est pour beaucoup dans ce phénomène. En effet, tandis que la moyenne des urines chez les hommes ambulants dépasse ou atteint 1200 centimètres cubes dans les décennaires très variés, elle approche des 1000 centimètres cubes dans tous les autres décennaires ; tandis que chez les hommes alités, cette moyenne ne dépasse des 1000 centimètres cubes que de 40 à 60 ans, en restant au-dessous de ce chiffre et même au dessous de 920 centimètres cubes de 60 à 82 ans. Chez les femmes, l'état de repos relatif s'accuse par une moyenne dépassant le litre jusqu'à 40 ans et s'abaisse proportionnellement suivant l'âge ; tandis que chez les femmes alitées, aucun décennaire ne nous a donné un chiffre supérieur à 1 litre et souvent même inférieur à 900 centimètres cubes.

Pour donner quelques chiffres comparatifs, rapportons les moyennes tirées par Yvon et Berlioz de 661 analyses minutieuses d'urines normales se rapportant à 347 hommes et 314 femmes observés dans des conditions normales de santé, de régime, etc. [1]. Ces auteurs ont trouvé que la moyenne du volume des urines par vingt-quatre heures est de 1313 centimètres cubes chez l'homme, avec un minimum moyen de 1135 centimètres cubes et un maximum moyen de 1440 centimètres cubes ; tandis que, chez la femme, cette moyenne est de 1125 centimètres cubes, avec

[1] Ivon et Berlioz, Composition moyenne de l'urine normale (*Revue de médecine*, p. 713, 1888).

un minimum moyen de 935 centimètres cubes et un maximum moyen de 1375 centimètres cubes.

Mais tout en tenant compte du repos tant relatif qu'absolu dans lequel se trouvaient nos malades, reste encore une très sensible diminution de la quantité d'urines que nous serions disposé à mettre sur le compte du trouble d'échange des matières qui a favorisé la manifestation morbide ayant amené les malades à la clinique, la cataracte. Et il nous paraît intéressant de rapprocher, à titre de pure hypothèse, de ce fait les observations publiées par M. Frenkel sur les propriétés biologiques de ces mêmes urines. Dans une communication faite à la Société de Biologie en 1893, M. Frenkel a été le premier à donner des preuves expérimentales à l'appui de cette idée que certains liquides de l'organisme humain (les urines par exemple) possèdent des propriétés anti-diurétiques, c'est-à-dire qu'injectés dans la circulation des animaux, ils peuvent s'opposer à la diurèse normale, et cela en dépit de la pression considérablement exagérée et en dépit de l'action diurétique d'autres principes de l'urine (de l'urée)[1]. Or, les urines qui ont servi à faire cette démonstration sont précisément les urines des malades atteints de cataracte. Si une partie des principes antidiurétiques est éliminée par les reins de ces malades, il en est qui continuent à être élaborés par l'organisme de ces mêmes malades et qui s'opposent à la diurèse. On serait donc en droit d'incriminer, au moins à titre d'hypothèse plausible, l'échange des matières dans l'organisme de nos malades qui crée des principes entra-

[1] H. Frenkel, Sur l'existence, dans certaines urines de l'homme, de propriétés anti-diurétiques (*Soc. de biol.*, 25 novembre 1893).

vant la sécrétion rénale, en ce qui concerne la quantité de liquide.

2° *Densité des urines.* — La densité des urines est, à l'état normal, en raison inverse de leur quantité. Sous ce rapport, nos malades ne font que confirmer cette proposition qui est l'expression de l'état physiologique. Mais si l'on étudie de plus près notre statistique ci-dessous, on voit que la sécrétion rénale a souffert non seulement quant à sa partie aqueuse, mais encore au point de vue de ses principes solides.

| | HOMMES | | FEMMES | |
|---|---|---|---|---|
| Densité des urines. | Nombre des cas. | Proportion pour 100. | Nombre des cas | Proportion pour 100. |
| 1001-1010 | 2 | 1,4 | 10 | 5,9 |
| 1010-1015 | 18 | 12,4 | 51 | 30,2 |
| 1015-1020 | 54 | 37,2 | 53 | 31,4 |
| 1020-1025 | 51 | 35,2 | 40 | 23,7 |
| 1025 1030 | 19 | 13,1 | 14 | 8,2 |
| 1030-1035 | 1 | 0,7 | 1 | 0,6 |
| | 145 | 100 | 169 | 100 |

En ce qui concerne l'homme, 72,4 pour 100 des malades accusent une densité de 1015 à 1025 ; 13,8 pour 100 une densité plus faible et 13,8 pour 100 une densité plus forte. Ivon et Berlioz ont trouvé, à l'état normal, pour l'homme, la densite moyenne de 1022,4 avec un minimum moyen de 1019 et un maximum moyen de 1027. Il résulte de cette comparaison, que la densité des urines de nos malades se rapproche de la moyenne indiquée par Ivon et Berlioz, mais qu'elle lui reste inférieure. Et comme la densité de ces auteurs correspond à une quantité de liquide supérieure à celle de nos malades, il résulte dès à présent que les urines des hommes atteints de cataracte ne sont pas simplement concentrées, mais que la sécrétion des sels a dû souffrir.

De même pour les femmes. Chez celles-ci, 61,6 pour 100 ont une densité de 1010 à 1020, 23,7 pour 100 une densité de 1020 à 1025, 8,8 pour 100 une densité plus forte. Tandis que, d'après Ivon et Berlioz, la densité moyenne des urines des femmes est de 1021,5 avec un minimum moyen de 1017,5 et un maximum moyen de 1024,5.

3° *Urée.* — L'élimination de l'urée est directement proportionnelle à l'activité des échanges nutritifs. Elle dépend d'ailleurs d'une multitude de causes que nous ne pouvons pas analyser en ce moment. Le genre d'alimentation est la plus importante pour nous. Franck[1] a établi que la sécrétion d'urée est :

| | | | Par jour. |
|---|---|---|---|
| Avec une nourriture animale pure. . . | | | 51 à 92 grammes. |
| — | — | mixte . . . . . . | 36 à 38 — |
| — | — | végétale . . . . | 24 à 28 — |
| — | — | non azotée . . . . | 16 — |

Or, nos malades recevaient une nourriture mixte, mais étant pour la plupart de la campagne, choisissaient parmi les aliments de préférence les légumes.

Le jeûne diminue la quantité d'urée; la diminution des

[1] Cité par Neubauer et Vogel. Voir l'*Edition française* de 1877, p. 450.

boissons comme chez nos malades qui buvaient peu, la diminue également, D'après Fouilhoux, l'exercice musculaire augmenterait l'urée, mais Zuntz et Oppeiheim ont montré que cette augmentation n'a lieu que lorsque l'exercice musculaire entraîne de la dyspnée. Le décubitus au lit diminuerait d'après les uns, augmenterait d'après les autres (Laehr[1]) la quantité d'urée.

La quantité d'urée est plus faible chez la femme que chez l'homme, plus faible chez le vieillard que chez l'adulte.

On observe encore des variations suivant les races qui sont dues particulièrement au genre d'alimentation. En Angleterre, la moyenne est de 24 à 36 grammes (Beale, Garrod); en Allemagne, de 25 à 40 grammes; en France, de 18 à 22 grammes (Brouardel), de 24 à 30 grammes (Ivon). Les différences obtenues par ces deux derniers auteurs s'expliquent par ce fait que M. Brouardel a observé à l'hôpital, tandis que Ivon a observé en ville [2].

Nous avons cru devoir indiquer ces quelques conditions qui ont une influence sur la sécrétion d'urée, pour expliquer que nos malades se trouvaient précisément dans des conditions favorisant toute une diminution de ce principe urinaire : alimentation mixte avec tendance au végétarianisme, repos au lit ou en chambre, séjour à l'hôpital, boissons peu abondantes; quant au sexe et à l'âge, leur influence ressort des tableaux que nous avons dressés dans le chapitre précédent.

[1] Laehr, *Allgem. Zeitschr. f. Psych.*, t. XLVI, p. 286.

[2] A. Létienne. Examen clinique des urines, in *Manuel de médecine, de Debove et Achard*, t. VI, p. 468.

Pour donner un point de repère, ajoutons que, d'après Ivon et Berlioz [1], la quantité moyenne d'urée par vingt-quatre heures est, chez l'homme, de 25 gr. 52 avec un minimum moyen de 21 gr. 24 et un maximum moyen de 30 gr. 75; chez la femme de 20 gr. 51, avec un minimum moyen de 15 gr. 92 et un maximum moyen de 25 gr. 14.

Voici les résultats de nos observations classés suivant la quantité d'urée sécrétée en vingt-quatre heures :

| | HOMMES | | FEMMES | |
|---|---|---|---|---|
| Urée par 24 heures. | Nombre des cas. | Proportion pour 100. | Nombre des cas. | Proportion pour 100. |
| 5-10 gr. | 13 | 8,9 | 33 | 19,5 |
| 10-15 | 20 | 13,8 | 75 | 44,4 |
| 15-20 | 41 | 28,3 | 40 | 23,7 |
| 20-25 | 43 | 29,6 | 18 | 10,6 |
| 25-30 | 17 | 11,8 | 3 | 1,8 |
| 30-40 | 10 | 6,9 | » | » |
| 40-50 | 1 | 0,7 | » | » |
| | 145 | 100 | 169 | 100 |

De cette statistique ressort que 80,6 pour 100 des hommes atteints de cataracte présentent un chiffre d'urée inférieur ou égal à 25 grammes par jour, chiffre inférieur aux 26 gr. 52 trouvés par Ivon et Berlioz comme moyenne; et 87,6 pour 100 des femmes atteintes de cataracte présentent un chiffre d'urée inférieur ou égal à 20 grammes, par jour, chiffre inférieur aux 20 gr. 61 trouvés par Ivon et Berlioz comme la moyenne des femmes. Or, même en tenant

[1] *Loco citato.*

compte de toutes les conditions énumérées ci-dessus, nous arrivons à la conclusion que la sécrétion d'urée chez les malades atteints de cataracte présente une diminution très sensible.

4° *Chlorures.* — La sécrétion des chlorures par les urines dépend de la quantité de l'albumine « avide en chlore » qui pénètre dans la circulation : plus grande est celle-ci et moins il s'élimine par les reins de ceux-là. D'autre part, l'état de la sécrétion stomacale agit dans le même sens: dans les cas d'hyperchlorhydrie, lorsque celle-ci amène des vomissements, l'élimination des chlorures par les reins est forcément diminuée faute des matériaux chlorés ; d'où l'intérêt de connaître dans ces cas-là le rapport entre les chlorures et l'urée, comme l'a fait voir M. Bouveret. Mais lorsqu'il n'y a pas de vomissements, ni de production ou de résorption rapide d'exsudats comme dans le mal de Bright, les cardiopathies, etc., ni d'usure des tissus, ni d'autres causes pathologiques, le chiffre des chlorures éliminés par les reins tend vers une moyenne journalière qui est assez constante chez chaque individu. Cependant lorsqu'on veut connaître la moyenne physiologique tirée d'un grand nombre d'observations, on se heurte de nouveau à des variations qu'on trouve chez les différents auteurs.

Hégar[1] a fait des recherches très soigneuses sur 7 jeunes gens bien portants et a vu le chlore varier entre 7gr.4 et 13gr.9 en vingt-quatre heures, avec une moyenne

[1] Alfred Hegar. *Sur l'élimination des chlorures par les urines* (thèse de Giessen, 1852).

de 10 grammes Cl., soit 16 gr.5 NaCl. Mais les chiffres indiqués par Hegar sont trop forts, cet auteur ayant fait des recherches sur des étudiants allemands qui se nourissent de mets fortement épicés et boivent beaucoup. Neubauer et Vogel donnent comme plus exact le chiffre de 6 à 8 grammes Cl., soit 10 à 13 grammes NaCl par vingt-quatre heures.

Les résultats que nous avons obtenus chez les cataractes exprimés en NaCl, sont les suivants.

| | HOMMES | | FEMMES | |
|---|---|---|---|---|
| Chlorures en NaCl. | Nombre des cas. | Proportion pour 100. | Nombre des cas. | Proportion pour 100. |
| 1-10 gr. | 43 | 29,7 | 92 | 54,5 |
| 10-15 | 65 | 44,8 | 58 | 34,3 |
| 15-20 | 33 | 22,7 | 19 | 11,2 |
| 20-25 | 3 | 2,1 | » | » |
| 25-30 | 1 | 0,7 | » | » |
| | 145 | 100,0 | 169 | 100,0 |

On voit que, chez les hommes, 29, 7 pour 100 de cas sont au-dessous de la moyenne, 44,8 pour 100 présentent la moyenne ou dépassent légèrement la moyenne et 25, 5 pour 100 des cas dépassent notablement la moyenne. Chez les femmes, 54, 5 pour 100 des cas sont au-dessous de la moyenne, 34, 3 pour 100 des cas donnent la moyenne ou un taux légèrement supérieur et 11, 2 pour 100 dépassent largement la moyenne.

Si l'on prend en considération l'âge des malades, leur régime et leur état de repos, on voit que l'élimination des chloroses, loin d'être diminuée comme celle de l'eau et de l'urée est, au contraire, manifestement exagérée,

5° *Phosphates*. — Depuis les travaux de M. Teissier sur le diabète phosphatique, la question des phosphates dans les urines des malades atteints de cataracte a pris une importance qui, outre l'intérêt théorique, avait son côtépratique à l'époque où l'antiseptie opératoire n'a pas encore été réglée en ophtalmologie. Et c'est précisément dans notre clinique, sous la direction éclairée de M. Gayet qu'on a recueilli les premières observations montrant le danger d'opérations de cataracte chez les phosphaturiques. Dans sa thèse sur le diabète phosphatique parue à Paris en 1876, notre maître, M. J. Teissier, a montré que les seuls cas d'insuccès opératoire, au nombre de 3, sur tous les cas de cataracte opérés pendant six mois, étaient ceux qui concernaient des phosphaturiques, Or, l'habileté opératoire de M. Gayet était déjà universellement reconnue à cette époque et seule cette particularité de phosphaturie pouvait expliquer les accidents. Aujourd'hui nous savons que ces accidents étaient de nature infectieuse et qu'une antisepsie rigoureuse que seul le temps pouvait perfectionner peut rémédier à cette prédisposition fâcheuse des phosphaturiques.

Les recherches de M. Teissier ont été reprises et pleinement confirmées par M. H. Dor, deux ans plus tard [1]. Dans l'espace de deux ans, M. Dor a eu l'occasion de voir et d'examiner 7 cas de cataracte à forme diathésique chez des individus dont l'urine ne renfermait pas de sucre. Dan 6 cas, il a pu constater un excès d'acide phospho-

[1] H. Dor. De la cataracte chez les diathésiques, et, en particulier, dans la phosphaturie (*Revue de médecine*, p. 321 et suiv., 1878.)

rique ou de phosphates. Il résulte de ces diverses analyses que la quantité de l'acide phosphorique éliminée en vingt-quatre heures est de 2 à 3 grammes, la moyenne étant 2 gr. 50.

Voici les chiffres exacts des analyses rapportées par M. Dor.

| | | | | |
|---|---|---|---|---|
| Obs. III, M. J... | 35 ans | 2 à 3,11 | $P^2O^5$ | par jour. |
| — IV, M. B... | 21 — | 1,79 à 4,11 | — | — |
| — V, M. K... | 12 — | 1,95 | — | — |
| — VI, Mme R... | 50 — | 2,75 | — | — |
| — VII, Mme V... | 42 — | 3,44 | — | — |
| — VIII, Mlle P... | 21 — | 4,85 à 7,27 | — | — |
| — IX, Mlle B... | 23 — | 2,57 | — | — |
| — X, Mlle Fr.. | 40 — | 4,44 | — | — |

Mais avant d'analyser nos propres observations, examinons les chiffres indiqués par les auteurs comme présentant la normale au point de vue de la sécrétion des phosphates par les urines.

Nous empruntons les données suivantes à la thèse de M. Teissier[1].

Poids moyen des phosphates par vingt-quatre heures :

| | | |
|---|---|---|
| 1852. | Winter . . . . | 4 gr. 50. |
| — | Parkes . . . | 3 gr. 22. |
| 1860. | Von Haxthausen . | 3 gr. 11 |
| — | Breed . . . . | 3 gr. 70. |
| 1870. | Neubauer . . . | 2 grammes. |
| 1872. | Ch. Bouchard. . | 3 gr 25. |

[1] J. Teissier. *Du diabète phosphatique* (Thèse, Paris, p. 118, 1876.)

| | | |
|---|---|---|
| 1873. | Hardy . . . . | 3 gr. 10 à 5,20 (accepté par Marais). |
| 1874. | A. Gautier . . . | 1 gr. 45 à 3 gr. 32. |
| 1875. | Harley . . . . | 3 gr. 22. |
| — | Yvon. . . . . | 1 gramme à 3 grammes. |
| — | Jolly. . . . . | 3 gr. 25. |

La plupart de ces chiffres paraissent à M. Teissier trop élevés, ce qui doit être attribué aux procédés de dosage autrefois employés.

| | | |
|---|---|---|
| 1876. | J. Teissier. . . | 2 gr. à 2 gr. 50 à 3 grammes. |

Ivon et Berlioz [1] donnent en 1888 les chiffres suivants :

*Hommes.* — 3 gr. 191 par vingt-quatre heures avec un minimum moyen de 2 gr. 617, et un maximum moyen de 3 gr. 679.

*Femmes.* — 2 gr. 590 par vingt-quatre heures avec un minimum moyen de 2 gr. 126, et un maximum moyen de gr. 166.3

Enfin Neubauer et Vogel, dans l'édition allemande de 1890, donnent 3 gr. 50 comme moyenne journalière avec des variations de 2 grammes à 4 gr. 50.

Ajoutons, pour tenir compte des conditions particulières à nos malades, que d'après Laehr (*l. c.*) le repos au lit augmenterait légèrement l'élimination des phosphates.

En analysant nos propres observations, nous avons trouvé les chiffres suivants qui sont exprimés en $P^2 O^5$.

[1] *Revue de médecine*, p. 713 sqq., 1888.

| Phosphates en $P^2O^5$ | HOMMES Nombre des cas. | Proportion pour 100 | FEMMES Nombre des cas. | Proportion pour 100. |
|---|---|---|---|---|
| Au-dessous de 1 gr. | 36 | 24,8 | 70 | 41,3 |
| 1 à 2 — | 77 | 53,1 | 91 | 54,0 |
| 2 à 3 — | 29 | 20,0 | 7 | 4,1 |
| 3 à 4 — | 2 | 1,4 | 1 | 0,6 |
| 4 à 5 — | 1 | 0,7 | » | » |
| | 145 | 100,0 | 169 | 100,0 |

Il résulte de nos analyses que 22,1 pour 100 des hommes atteints de cataracte éliminent plus de 2 grammes de phosphate par jour, et que 2,1 pour 100 en éliminent plus de 3 grammes ; tandis que chez la femme la fréquence de phosphaturie est plus faible, car seulement 4,7 pour 100 donnent un chiffre supérieur à 2 grammes de phosphates et 0,6 pour 100 seulement un chiffre supérieur à 3 grammes.

Si l'on compare nos résultats avec ceux obtenus par M. Dor, on voit qu'ils concordent à peu près comme fréquence de phosphaturie en général, bien qu'il y ait une légère différence au sujet de l'influence du sexe. En effet, dans sa conclusion, M. Dor s'exprime ainsi : « Sept cas observés en deux ans, sur un total d'environ 2000 malades, nous prouvent que la cataracte phosphaturique est relativement fréquente. » D'après nos analyses, la fréquence de la phosphaturie serait peut-être encore plus grande, mais aussi moins prononcée. De plus, chez nos malades, la phosphaturie est plus fréquente chez l'homme tandis que dans le cas de M. Dor le sexe féminin prédomine. Ce sont là des faits de hasard.

Quoi qu'il en soit, nous conclurons avec M. Dor : « La cataracte phosphaturique doit dès à présent prendre place dans le cadre nosologique des cataractes, comme cataracte diathésique, au même titre que la cataracte diabétique. »

6° *Albumine.*—La fréquence de l'albuminurie chez les personnes atteintes de cataracte n'est pas bien connue, parce que n'étant pas supérieure à celle des autres groupes de personnes elle n'a pas été l'objet de recherches spéciales[1]. Tout le monde connaît aujourd'hui les différentes albuminuries non brightiques, entre autres l'albuminurie dite physiologique. On sait également que de nombreuses conditions ont une grande influence sur la fréquence avec laquelle on trouve de l'albumine dans les urines : telles le moment de la journée auquel on examine les urines, le surmenage et les exercices physiques, l'alimentation et la mauvaise digestion, jusqu'aux réactifs qui par leur grande sensibilité peuvent décéler telle albuminurie qui n'a aucune signification pathologique. Nous avons pris comme *norma* les réactifs de Heller-Gubler et la chaleur, en négligeant les cas où d'autres réactifs donnaient un résultat positif, contrairement à ceux-là.

Or, en dépouillant nos matériaux, nous constatâmes que les résultats sont bien différents suivant l'état de repos absolu ou de repos relatifs, dans lequel se trouvaient nos malades. En effet, tandis que chez les malades ambulants nous avons vu, chez les hommes 4 cas d'albuminurie sur 17 malades examinés, les alités n'ont donné que la proportion

[1] Le seul bon travail que nous connaissions est celui de Ph. Ewetski. Albuminurie et cataracte. (*Deuxième congrès des Médecins russes.* Moscou, 1887.)

de 1 sur 111 ; chez les femmes ambulantes, nous avons vu 2 cas d'albuminurie sur 26 malades examinées, tandis que chez les femmes alitées la proportion était de 1 sur 105.

L'explication de cette différence est bien facile. D'abord presque tous les cas d'albuminurie chez les ambulants étaient des cas avec « traces » d'albumine ; de plus, ces « traces » persistaient un ou deux jours et disparaissaient le troisième jour. Au contraire, les seuls deux cas d'albuminurie chez les malades alités étaient des albuminuries dosables et se chiffraient l'un par 1 gr. 40, l'autre par 50 centigrammes d'albumine par jour. Si les malades ambulants étaient alités, le nombre d'albuminuries serait descendu chez eux à zéro. Nous concluons donc que la fréquence des albuminuries organiques est dans nos observations de 0,6 pour 100.

7° *Peptones.* — Nous avons trouvé également des cas avec peptonurie, au nombre de deux. Les deux cas concernaient des femmes ambulantes, avec cette particularité que la présence des peptones dans les urines disparut du jour au lendemain.

8° *Sucre.* — La cataracte diabétique a le bonheur d'être bien connue même par le gros public et l'on s'imagine volontiers qu'elle est très fréquente, de même qu'on s'imagine qu'elle est très grave. L'une et l'autre propositions sont exagérées. La cataracte diabétique n'est pas très fréquente, de plus elle n'est plus grave depuis qu'on a introduit l'asepsie et l'antisepsie dans la chirurgie oculaire.

La fréquence de la cataracte diabétique n'est pas très

grande : M. Dor[1] a vu, sur un total de 639 cataractes, 15 diabétiques, soit 2,35 pour 100. En réunissant les statistiques de Donders et Snellen, Becker, Zehender, Just et la sienne, M. Dor arrive à un total de 4577 cataractes dont 48 diabétiques, ce qui donne une fréquence de 1,05 pour 100.

Sur nos 317 analyses qui se rapportent à 259 personnes, nous avons 3 cas de glycosurie, ce qui fait 1,16 pour 100 une fréquence sensiblement égale à celle trouvée par la réunion des statistiques précitées. Sur ces 3 cas, 1 concernait un homme et 2 des femmes.

En recherchant la fréquence de la cataracte parmi les diabétiques, M. Panas[2] a trouvé une proportion de 5 pour 1000.

En ce qui concerne la gravité du diabète chez les diabétiques atteints de cataracte, nous avons vu que tous les trois étaient des diabètes légers ou de moyenne gravité. Par rapport à la glycosurie et à l'azoturie, nous avons trouvé chez un homme 18 gr. 30 centigrammes de glycose avec 32 gr. 40 d'urée par jour ; chez une femme 57 gr. 80 de glycose avec 17 grammes d'urée par jour ; et chez l'autre femme 100 grammes de glycose avec 15 grammes d'urée par jour. Dans tous les 3 cas, l'extraction du cristallin faite par M. Gayet n'a pas provoqué le moindre incident.

[1] *Loc. cit.*
[2] *Traité d'ophtalmologie.*

# CONCLUSIONS

I. La quantité d'urines émises en vingt-quatre heures par les personnes atteintes de cataracte et observées à l'hôpital avec son régime réglé, soit à l'état de repos absolu (au lit), soit de repos relatif (en chambre), présente une diminution très considérable, plus considérable que ne le comportent les conditions d'observation, et qu'il faut mettre sur le compte d'une diminution de l'échange des liquides dans l'organisme.

II. La densité de ces urines qui se rapproche de la moyenne de la densité chez des personnes à diurèse normale indique que la sécrétion des sels urinaires est diminuée.

III. En effet, l'élimination de l'urée est considérablement diminuée chez la plupart des malades observés, et cette diminution est due non seulement à l'âge des malades, au régime alimentaire et au repos, mais probablement aussi en partie à la diminution de l'échange des matières. Cependant il y aurait lieu de compléter nos recherches sous ce rapport.

IV. L'élimination des chlorures chez les malades

atteints de cataracte est normale ou exagérée, ce qui contraste avec la diminution de l'urée.

V. Les phosphates sont diminués chez les uns, normaux chez d'autres, exagérés chez d'autres encore. Les cas de cataracte avec phosphaturie ne sont pas très rares ; ils sont moins rares que les cas de cataracte avec glycosurie.

VI. La cataracte avec glycosurie s'observe dans 1,16 pour 100 des cas de cataracte. Ni le diabète, ni la cataracte ne paraissent présenter une gravité particulière. Depuis l'introduction de l'antisepsie oculaire, l'intervention dans la cataracte diabétique ne présente plus de gravité spéciale.

VII. L'albuminurie physiologique est aussi fréquente chez les personnes atteintes de cataracte que dans les autres groupes d'individus ; par contre, l'albuminurie organique a été observée par nous dans 0,6 pour 100 des cas.

VIII. On peut également observer de la peptonurie au cours de la cataracte, particulièrement chez les personnes non alitées ; mais cette peptonurie n'a rien de spécial à la cataracte.



Lyon. — Imp. Pitrat Ainé, A. Rey Successeur, 4, rue Gentil. — 12584

www.ingramcontent.com/pod-product-compliance
Ingram Content Group UK Ltd.
Pitfield, Milton Keynes, MK11 3LW, UK
UKHW032006260826
14628UKWH00005B/2302

9 782014 114096